ENDOMETRIOSIS: ¿QUÉ DEBO SABER SOBRE ELLA?

Autores:

Dra. Rosario Lara Peñaranda

Dra. Miriam Pastor Conesa

Dr. Juan Pedro Martínez Cendán

Dra. Paloma María García Cegarra

Dra. Almudena Martínez Martínez

Dra. Rosario Perez Legaz

Dra. Ana María Cervantes García

Contenido

ENDOMETRIOSIS: ¿QUÉ DEBO SABER SOBRE ELLA?.......... 1
1. INTRODUCCIÓN 6
2. ¿Qué es la endometriosis? 8
3. ¿La endometriosis es una enfermedad frecuente? ... 8

4. ¿Cuál es la edad más frecuente en la que se produce esta enfermedad? 9

5. ¿Esta enfermedad es más frecuente en una raza que en otra? 9

6. ¿Cuál es la causa de la endometriosis? 9

7. ¿Qué órganos se afectan en la endometriosis? 11

8. ¿Es lo mismo endometrioma que endometriosis? ¿Qué es un endometrioma? 11

9. ¿Cuáles son los síntomas que me deben hacer sospechar una endometriosis? 11

10. ¿Es la endometriosis una enfermedad hereditaria? 12

11. ¿El tabaco aumenta el riesgo de desarrollar una endometriosis? 13

12. ¿Influye la dieta? ¿Hay algún alimento que me perjudique? 13

13. ¿El ejercicio físico puede mejorar la evolución de la endometriosis? 13

14. ¿La toma de anticonceptivos se ha relacionado como causa de endometriosis? 14

15. ¿Es una enfermedad maligna? 14

16. ¿La endometriosis puede degenerar a algún tipo de cáncer ginecológico? 14

17. ¿Si padezco endometriosis, puedo utilizar tratamiento hormonal sustitutivo para la menopausia? . 15

18. ¿La endometriosis es causa de esterilidad? 15

19. ¿Es perjudicial que me quede embarazada si padezco endometriosis? 16

20. ¿Si tengo endometriosis, tengo más riesgo de aborto? 16

21. ¿Si tengo endometriosis y me quedo embarazada, tengo más riesgo de malformaciones? 17

22. ¿La endometriosis se cura? 17

23. ¿Es lo mismo endometriosis que adenomiosis? .. 18

24. ¿Cuáles son los síntomas de la adenomiosis? 18

25. ¿Las pacientes con adenomiosis, tienen aumentado el riesgo de cáncer de útero? 18

26. ¿Cuál es la prueba diagnóstica más segura para el diagnóstico de la endometriosis? 19

27. ¿Siempre que se sospeche una endometriosis, se debe hacer una laparoscopia? 19

28. ¿El dolor suele tener relación con el momento del ciclo? 20

29. ¿Es posible que en la endometriosis nos encontremos elevado un marcador tumoral? 20

30. ¿Si se eleva el marcador tumoral significa que la endometriosis está malignizándose? 21

31. ¿Es útil la ecografía en el diagnóstico de la endometriosis? 22

32. ¿Es útil la Resonancia Magnética Nuclear (RMN) en el diagnóstico de la endometriosis? 22

33. ¿Es necesario realizar una RNM siempre que sospechemos una endometriosis? 23

34. ¿Se debe tratar siempre la endometriosis o es posible una actitud expectante? 23

35. ¿En qué casos puedo decidir no tratar y solamente realizar un seguimiento? 24

36. ¿Cuáles son los objetivos del tratamiento médico de la endometriosis? 24

37. ¿Cuál es el tratamiento no quirúrgico de primera línea de la endometriosis? 24

38. ¿Qué es la toma de anticonceptivos en "pauta contínua"? 25

39. ¿Están indicados los análogos de la GnRh en el tratamiento de la endometriosis? 26

40. ¿Qué papel tiene el DIU liberador de levonorgestrel en el tratamiento de la endometriosis? .. 26

41. ¿Se produce un aumento de la fertilidad tras un periodo de tratamiento con los fármacos previamente mencionados? 27

42. ¿Después de un tratamiento quirúrgico, existe riesgo de que vuelva la enfermedad? 28

43. ¿El uso de anticonceptivos orales tras la cirugía previene la recaída de la enfermedad? 28

44. ¿La toma de anticonceptivos puede disminuir el riesgo de cáncer de ovario en las pacientes con endometriosis? 28

45. ¿Es la cirugía el tratamiento de primera línea de la endometriosis? 29

46. ¿En caso de que el tratamiento es quirúrgico, está indicada la laparoscopia o laparotomía? 30

47. ¿Es beneficioso poner anticonceptivos antes de la cirugía? 30

48. ¿El tratamiento quirúrgico de la endometriosis mejora la fertilidad? 31

49. BIBLIOGRAFÍA 32

1. INTRODUCCIÓN

Cuando hablamos de endometriosis, estamos ante una entidad de enorme importancia en la salud de la mujer. Se trata de una patología frecuente, pero no solamente por ello es importante; además es una enfermedad que puede producir gran alteración en la calidad de vida de las pacientes, pues su síntoma fundamental es el dolor. El dolor puede ser realmente invalidante y con mala respuesta a tratamientos analgésicos habituales. Además, cobra importancia también por la asociación a problemas de esterilidad.

Si tenemos en cuenta el coste económico que supone, aún resulta una entidad de mayor peso puesto que requiere una gran cobertura sanitaria dado que son pacientes que requieren de consultas frecuentes, del uso de fármacos de forma asidua y precisan ser sometidas a intervenciones quirúrgicas con frecuencia. Desde el punto de vista laboral también es importante tener en cuenta que la endometriosis es causa de bajas laborales frecuentes pues las mujeres se ven con frecuencia incapacitadas para desarrollar su actividad laboral de forma recurrente.

Es muy difícil conocer la verdadera prevalencia de la endometriosis. Hay que tener en cuenta que entre un 20-30% es una enfermedad que no produce síntomas, y se diagnostica de forma casual en el transcurso de una ecografía rutinaria o durante una intervención quirúrgica por otro motivo. De la misma forma, se sospecha que un porcentaje de mujeres que sufren dismenorrea (dolores menstruales), pueden estar afectas por una endometriosis no diagnosticada.

Es por estos motivos que resulta complicado estimar la población de mujeres que realmente pueden estar afectadas por esta enfermedad.

A pesar de estas dificultades, se estima que entre el 2 al 10% de las mujeres en edad fértil, están afectadas por una endometriosis. Si nos centramos en pacientes afectas de esterilidad, entre un 30 al 40% podríamos hallar una endometriosis subyacente.

La endometriosis, se considera que está implicada en más de la mitad de los casos de dolor pélvico crónico, siendo la causa más frecuente de algias pélvicas que no mejoran con tratamientos analgésicos habituales.

Dentro del grupo de mujeres con endometriosis, resulta importante identificar a las pacientes afectas de endometriosis profunda, pues en estas podemos encontrarnos afectación de órganos adyacentes al aparato genital, como vejiga, uréteres, intestino… que deban ser susceptibles de tratamiento.

Como hemos visto, nos encontramos ante una enfermedad importante en lo que respecta a la prevalencia, pues afecta a un gran número de mujeres en edad fértil. A pesar de esto, se trata de una patología desconocida, que genera gran cantidad de dudas y que solamente quienes nos dedicamos de forma cotidiana a tratar pacientes afectas de endometriosis, podemos entender la angustia y sufrimiento que genera y lo importante que es una adecuada información acerca de la enfermedad que aqueja a estas mujeres.

En este escrito, hemos hecho una recopilación de las preguntas que con más frecuencia se nos plantean en la consulta especializada de endometriosis. Los ginecólogos especialistas en esta patología, nos hemos propuesto contestar a estas preguntas de forma clara y entendible para las pacientes pero al mismo tiempo, lo hacemos basándonos en una exhaustiva revisión de la bibliografía más actualizada.

2. ¿Qué es la endometriosis?

La endometriosis es una enfermedad crónica de la mujer, benigna y hormonodependiente, que se define por la presencia de tejido endometrial fuera del útero, induciendo una respuesta inflamatoria crónica. Suele localizarse en pelvis menor (ovarios, fondo saco de Douglas), pero también en otras localizaciones como intestino, cavidad pleural.

3. ¿La endometriosis es una enfermedad frecuente?

La determinación de la prevalencia de la endometriosis en la población general es difícil porque algunas mujeres son asintomáticas, la forma de presentación puede ser inespecífica y el diagnóstico es quirúrgico. Aún así, se estima entre el 2 y el 10% en mujeres en edad reproductiva. Sin embrago, si estudiamos población seleccionada, como mujeres con infertilidad, las cifras aumentan a 25-50%.

4. ¿Cuál es la edad más frecuente en la que se produce esta enfermedad?

Ocurre en mujeres en edad fértil, siendo rara antes de la menarquia y después de la menopausia. De hecho, cuando mujeres que sufren endometriosis presentan un hipoestronismo (descenso de estrógenos) debido a la menopausia, observamos con gran frecuencia cómo los síntomas de la enfermedad disminuyen, llegando a desaparecer en la mayoría de los casos.

5. ¿Esta enfermedad es más frecuente en una raza que en otra?

La raza también podría ser un factor protector, ya que la prevalencia de la endometriosis ha es menor en las mujeres negras e hispanas en comparación con las mujeres caucásicas y asiáticas. Aunque, la mayor prevalencia en la raza caucásica podría deberse a un sesgo de diagnóstico.

6. ¿Cuál es la causa de la endometriosis?

La endometriosis se presenta cuando las células endometriales ectópicos se implantan y crecen, provocando una respuesta inflamatoria crónica. La patogénesis de la endometriosis parece ser multifactorial, incluyendo el tejido endometrial ectópico, la inmunidad alterada, la proliferación celular y la apoptosis desequilibrada, la señalización endocrina aberrante y los factores genéticos.

No existe ninguna teoría patogénica que pueda explicar todas las formas de endometriosis, la teoría de la menstruación retrógrada es la que se ha aceptado mayormente para explicar la diseminación de las células endometriales fuera de la cavidad uterina.

La evidencia que apoya la menstruación retrógrada procede de la observación de que la incidencia de la endometriosis se incrementa en las niñas con obstrucciones de las vías genitales que impiden el drenaje de la menstruación través de la vagina y por lo tanto aumentan el reflujo de trompas. Sin embargo, mientras que hasta el 90 por ciento de las mujeres tienen la menstruación retrógrada, la mayoría de las mujeres no desarrollan endometriosis, puesto que el ambiente peritoneal de la mayoría de las mujeres es capaz de resolver y eliminar el tejido endometrial presente al final de la menstruación. Por tanto, la menstruación retrógrada es una condición necesaria, pero no suficiente, lo que sugiere que intervienen otros factores como ya hemos mencionado.

7. ¿Qué órganos se afectan en la endometriosis?

La localización más frecuente de la enfermedad es el ovario, seguido del saco de Douglas, ligamentos úterosacros, plica vesicouterina, serosa uterina, trompas de Falopio, ligamento redondo y tabique rectovaginal. Con menor frecuencia se puede observar afectación del cuello uterino y de la vagina, especialmente el fondo de saco vaginal posterior.

Por otro lado, otras localizaones que son extraodinariamente raras son: ombligo, cicatriz de cesárea, riñones, uréteres y vejiga, pleura pulmonar y cerebro.

8. ¿Es lo mismo endometrioma que endometriosis? ¿Qué es un endometrioma?

No, el endometrioma representa la afectación ovárica por esta enfermedad, la endometriosis. Es un quiste en ovario, que se forma porque los implantes de tejido endometrial crecen y se invaginan. Son de pared gruesa, contenido denso achocolatado característico y con adherencias firmes a estructuras vecinas situadas en pelvis menor, como útero, epiplon, intestino…

9. ¿Cuáles son los síntomas que me deben hacer sospechar una endometriosis?

Aunque la presentación clínica de la endometriosis es muy variable, los síntomas principales son el dolor pélvico, la dismenorrea y la esterilidad, que pueden ir asociados o no.

Otro síntoma relativamente frecuente es el sangrado uterino anómalo.

Cuando la endometriosis afecta a otros órganos pélvicos, podemos encontrarnos síntomas de los aparatos afectados. Si existe una endometriosis intestinal severa, puede existir dolor abdominal (sobre todo cíclico, asociado a las menstruaciones), estreñimiento, diarreas. Si a endometriosis afecta a vejiga o uréteres, puede existir hematuria (expulsión de sangre por la oria), polaquiuria (micciones frecuentes)…

La dispareunia o dolor al mantener relaciones sexuales, es también un síntoma muy frecuente que se produce sobre todo en las mujeres que padecen endometriosis profundas.

Por otro lado, existe un alto porcentaje de mujeres que son asintomáticas.

10. ¿Es la endometriosis una enfermedad hereditaria?

Se observan familias con agregación familiar, donde varios de sus miembros están afectas de esta enfermedad, por lo que se acepta que puede existir una predisposición genética.

11. ¿El tabaco aumenta el riesgo de desarrollar una endometriosis?

No, puesto que el tabaco tiene una acción antiestrogénica y la endometriosis es una enfermedad estrógeno-dependiente.

12. ¿Influye la dieta? ¿Hay algún alimento que me perjudique?

La relación entre un aumento del riesgo de endometriosis y el alcohol, café o una dieta rica en grasa saturada se ha analizado en varios estudios, pero los hallazgos son controvertidos. Por otro lado, el aumento del consumo de ácidos grasos de cadena larga omega-3 se asocia con menor riesgo de endometriosis en un estudio prospectivo.

13. ¿El ejercicio físico puede mejorar la evolución de la endometriosis?

La actividad física regular puede estar vinculada con menores niveles de estrógenos y menor riesgo de endometriosis.

Un aspecto relacionado con el estilo de vida es el relacionado con turnos de trabajo que alteren el ritmo circadiano de la mujer. El turno de noche ha demostrado afectar a la secreción estrogénica y se ha asociado con disfunción menstrual y riesgo incrementado de endometriosis.

14. ¿La toma de anticonceptivos se ha relacionado como causa de endometriosis?

En algunos estudios, el riesgo de la enfermedad fue menor entre las usuarias actuales o recientes de anticonceptivos orales. Además, los anticonceptivos orales combinados de baja dosis son parte de los tratamientos sintomáticos de la endometriosis.

15. ¿Es una enfermedad maligna?

No es una enfermedad maligna. La endometriosis es una enfermedad crónica de la mujer, benigna y hormonodependiente, pero con gran repercusión en la calidad de vida de la mujer.

16. ¿La endometriosis puede degenerar a algún tipo de cáncer ginecológico?

La endometriosis parece estar asociado con algunos subtipos histológicos de cáncer de ovario, pero no con otros. Así, existe un mayor riesgo de cáncer de ovario de células claras, endometrioide y bajo grado seroso, pero no seroso de alto grado ni mucinoso. Una revisión de la literatura estima que el riesgo de transformación maligna de la endometriosis ovárica es de un 2,5 por ciento.

17. ¿Si padezco endometriosis, puedo utilizar tratamiento hormonal sustitutivo para la menopausia?

La necesidad de iniciar un tratamiento hormonal sustitutivo (THS) puede surgir en pacientes jóvenes con endometriosis que han iniciado el período menopáusico tras una cirugía o en pacientes más mayores que alcanzan la menopausia de forma fisiológica. Una preocupación actual es el riesgo de malignización de focos residuales de endometriosis en estas pacientes. La evidencia actual no sugiere que deba contraindicarse TSH. Sin embargo, se recomienda siempre la menor dosis eficaz y como primera línea, los preparados de estrógenos y progesterona y la tibolona, evitando tratamientos con sólo estrógenos, puesto que hay estudios que atribuyen un aumento del riesgo de transformación maligna de lesiones endometriósicas al aporte hormonal exógeno, incluso sobre posibles lesiones residuales tras cirugía definitiva.

18. ¿La endometriosis es causa de esterilidad?

Del 25 al 35 % de las mujeres que padecen endometriosis presentan esterilidad. Las mujeres con endometriosis presentan el doble de prevalencia de esterilidad que la población general. Estudios recientes demuestran que mujeres con endometriosis leve suelen quedar embarazadas sin necesidad de tratamiento, siendo las mujeres con endometriosis severa las que explican el mayor porcentaje esterilidad asociada a esta patología.

Algunas de las causas más frecuentes de la esterilidad en mujeres con endometriosis son: ovulación anormal, sistema inmunitario alterado, alteraciones de la anatomía por presencia de quistes endometriósicos, alteración del endometrio de causa hormonal y factores peritoneales que alteran el transporte de gametos y embrión.

19. ¿Es perjudicial que me quede embarazada si padezco endometriosis?

Las mujeres que padecen endometriosis mejoran con el embarazo debido al proceso de decidualización y reabsorción de focos endometriósicos. Por tanto no sólo no es perjudicial el embarazo para la endometriosis, si no que resulta beneficioso.

Dado que la enfermedad mejora con el embarazo y dado también que existe asociada una mayor tasa de esterilidad en mujeres que padecen endometriosis, a estas mujeres se les recomienda, en el caso de que su deseo genésico no esté cumplido, que no dilaten la espera a la hora de buscar una concepción.

20. ¿Si tengo endometriosis, tengo más riesgo de aborto?

Existen pocos datos epidemiológicos disponibles pero en general no se ha demostrado relación entre endometriosis y aborto. (Documento de consenso SEGO 2014).

21. ¿Si tengo endometriosis y me quedo embarazada, tengo más riesgo de malformaciones?

No. La endometriosis no se asocia con un riesgo aumentado de malformaciones fetales.

22. ¿La endometriosis se cura?

La endometriosis es considerada una enfermedad crónica cuyos síntomas mejoran con el embarazo y desaparecen con la menopausia. El tratamiento ya sea médico o quirúrgico va encaminado a frenar la progresión de la enfermedad y controlar los síntomas pero no logra eliminarla.

De hecho, es muy frecuente la recaída de la enfermedad tras la cirugía, existiendo el riesgo de que estas pacientes se conviertan en mujeres sometidas a cirugías múltiples, por lo que en la actualidad existe la recomendación de que la cirugía sea una opción terapéutica en casos muy seleccionados y habitualmente tras el fracaso del tratamiento médico.

23. ¿Es lo mismo endometriosis que adenomiosis?

La adenomiosis consiste en focos de endometrisosis que se localizan en el interior del miometrio que es la capa muscular del útero, por tanto es una de las posibles localizaciones que puede tener la endometriosis.

La causa de la adenomiosis es deconocida aunque se ha asociado con la rotura de la barrera que separa endometrio y miometrio (como cesáreas, abortos o incluso un parto).

La adenomiosis se da con mayor frecuencia en mujeres entre 35-50 años, probablemente por el exceso de estrógenos que existe en esta época de la vida, debido a una disminución de progesterona (hormona que contrarresta los efectos de los estrógenos).

24. ¿Cuáles son los síntomas de la adenomiosis?

La adenomiosis puede producir dolor con la menstruación o sangrado menstrual abundante (menorragias).

25. ¿Las pacientes con adenomiosis, tienen aumentado el riesgo de cáncer de útero?

No. No se ha demostrado ninguna asociación entre una adenomiosis y el aumento de tumores malignos en útero.

El pronóstico de la enfermedad es un pronóstico benigno, pues existe una "curación natural" cuando la mujer llega a la menopausia.

26. ¿Cuál es la prueba diagnóstica más segura para el diagnóstico de la endometriosis?

La ecografía ginecológica es una prueba asequible y de gran utilidad para diagnosticar o descartar endometriosis ovárica y presenta sensibilidad y especificidad suficiente para el diagnostico de endometriosis profunda. Es una prueba muy accesible al ginecólogo, que puede realizarla a toda paciente en la que se sospeche endometriosis y sirve para estadificar la enfermedad.

27. ¿Siempre que se sospeche una endometriosis, se debe hacer una laparoscopia?

La respuesta es no. La laparoscopia ha sido considerada durante décadas la técnica de elección para el diagnóstico de endometriosis, la visualización de los implantes y la biopsia de los mismos habían constituido clásicamente el diagnóstico. En la actualidad la laparoscopia se considera que está indicada sólo en caso de endometriosis estadio III/IV, endometrioma mayor de 5 cm, enfermedad bilateral, ovario bloqueado, obliteración de Douglas, endometriosis intestinal, urinaria o de pared pélvica, o en caso de masa pélvica sospechosa de malignidad. Hay que tener en cuenta que tras la laparoscopia, un diagnostico anatomopatológico positivo confirma la enfermedad pero un diagnostico anatomopatológico negativo no descarta endometriosis.

28. ¿El dolor suele tener relación con el momento del ciclo?

El dolor es el síntoma principal y más frecuente de la endometriosis. Lo más habitual es que el dolor presente características cíclicas con diferentes patrones. En el 75% de las mujeres el dolor aparece durante la menstruación denominándose dismenorrea. En el 44% de las mujeres el dolor puede aparecer al mantener relaciones sexuales y se denomina dispareunia. El dolor pélvico crónico aparece en el 70% de las pacientes. Y por último el dolor puede aparecer en el momento de la ovulación o al defecar (disquecia).

29. ¿Es posible que en la endometriosis nos encontremos elevado un marcador tumoral?

Sí. En la endometriosis podemos encontrar elevación del marcador tumoral CA 125. Siendo más frecuente la elevación del mismo en endometriosis moderada y grave que en endometriosis leve.

Los marcadores tumorales en general y este en particular, tienen una especificidad muy baja a la hora de detectar tumores; esto quiere decir, que un marcador tumoral elevado no lo encontramos únicamente en tumores malignos, sino que hay enfermedades benignas que pueden elevarlos. Y la endometriosis es una de estas enfermedades que nos produce un aumento del marcador tumoral, en concreto del Ca.125, sin que ello presuponga que estamos ante un caso con mayor probabilidad de degenerar en un cáncer de ovario.

30. ¿Si se eleva el marcador tumoral significa que la endometriosis está malignizándose?

Como hemos dicho anteriormente, existen varios biomarcadores que pueden elevarse en relación con la endometriosis sin que ello signifique malignización. De ellos, el marcador más usado es el marcador tumoral CA 125. La elevación de CA 125 puede resultar útil al ginecólogo para diferenciar un quiste ovárico de otro origen (quiste simple, cistoadenoma…) de un endometrioma ovárico, o para objetivar la respuesta al tratamiento de la endometriosis, pero no obstante no está recomendada la determinación de marcadores únicamente con fines diagnóstico de endometriosis.

31. ¿Es útil la ecografía en el diagnóstico de la endometriosis?

Si. La ecografía transvaginal es una prueba de imagen que el ginecólogo realiza en todas las pacientes en las que existe sospecha clínica de endometriosis, tras la correcta anamnesis y exploración física ginecológica.

De hecho, la imagen ecográfica que presenta la endometriosis cuando la vemos con ecografía es muy característica y difícil de confundir con otro tipo de enfermedad. Cuando visualizamos por ecografía un quiste de ovario endometriósico (endometrioma) es muy difícil que se pueda confundir con otro tipo de quiste de ovario. Hay localizaciones de la enfermedad de más difícil diagnóstico mediante ecografía y que precisan la realización de esta por un ecografista experimentado; es difícil el diagnóstico de implantes profundo o ubicados en el tabique rectovaginal. Del mismo modo, los pequeños implantes peritoneales no pueden ser diagnosticados por otro medio que no sea por visión directa mediante laparoscopia.

32. ¿Es útil la Resonancia Magnética Nuclear (RMN) en el diagnóstico de la endometriosis?

Si. La RMN de pelvis sirve para identificar de manera precisa los endometriomas ováricos y los implantes retroperitoneales, también resulta útil para conocer la extensión y grado de infiltración de los mismos. Hoy en día la RMN pélvica y la ecografía trasnvaginal son consideradas las pruebas diagnósticas y de estadificación de la endometriosis y son complementarias entre ellas. (Protocolo endometriosis SEGO 2013).

33. ¿Es necesario realizar una RNM siempre que sospechemos una endometriosis?

No es necesario realizar una RMN de pelvis ante el diagnóstico de sospecha de endometriosis. Sólo está indicada realizarla si tras la anamnesis, exploración ginecológica y ecografía transvaginal el ginecólogo sospecha la existencia de endometriosis profunda.

34. ¿Se debe tratar siempre la endometriosis o es posible una actitud expectante?

Dentro del manejo de la endometriosis contamos con diferentes alternativas terapéuticas que varían desde la simple observación hasta la cirugía, pasando por el tratamiento médico como alternativa intermedia. No existen evidencias claras de que los diferentes tratamientos influyan sobre la evolución de la enfermedad por lo que en determinados supuestos podría contemplarse optar simplemente por una actitud expectante. En las mujeres en las que se opta por esta opción sería una buena alternativa aconsejar el embarazo, dado que en general se produce una importante involución de las lesiones.

35. ¿En qué casos puedo decidir no tratar y solamente realizar un seguimiento?

Optaríamos por una actitud expectante en aquellas pacientes asintomáticas (15-30% del total) con endometriomas menores de 5cm.

También son buenas candidatas para la observación las pacientes ya intervenidas de endometriosis, con recurrencias asintomáticas, debiendo ser cautos a la hora de sugerir un tratamiento más agresivo en este perfil de pacientes.

36. ¿Cuáles son los objetivos del tratamiento médico de la endometriosis?

Como ya hemos comentado, no existe una evidencia clara de la influencia del tratamiento médico sobre la evolución de la enfermedad, por lo que su principal objetivo sería el control de la clínica (tan sólo parece constatarse una regresión de los endometriomas tras el tratamiento médico cuando estos presentan un tamaño menor a un tamaño menor a 1cm) y evitar dentro de lo posible las cirugías de repetición.

37. ¿Cuál es el tratamiento no quirúrgico de primera línea de la endometriosis?

No existe evidencia científica que indique que un tratamiento médico para el dolor debido a la endometriosis sea claramente superior al resto, por lo tanto las decisiones deben ser individualizadas según la severidad de la sintomatología, la localización y extensión de las lesiones, la edad de la paciente, los efectos secundarios de los fármacos y el deseo de concepción.

Una vez teniendo en cuenta estas consideraciones se plantea el uso de anticonceptivos hormonales progestágenos como tratamiento de primera línea de la endometriosis.

38. ¿Qué es la toma de anticonceptivos en "pauta contínua"?

Se basa en una pauta de tratamiento en la que hacemos un uso de hormonas continuamente de forma indefinida, sin un intervalo libre de hormonas (descanso), ocurra o no un sangrado. La disminución del intervalo libre de hormonas disminuye la secreción de gonadotropinas y la producción ovárica de Estradiol y Inhibina B y se ha relacionado con un mejor control del dolor. Casi todos los síntomas estudiados empeoraron significativamente durante el intervalo libre de hormonas en comparación con los días de tratamiento activo según los últimos estudios.

Cuando se reinician las píldoras activas, la producción de E2 endógeno disminuye lentamente durante las dos siguientes semanas de tratamiento activo. Esta disminución de los niveles endógenos de estradiol, que alcanzan su nadir durante la última semana de píldoras activas, puede explicar la aparición de síntomas de deprivación que comienzan durante la última semana de píldoras activas y durante el intervalo libre de hormonas.

39. ¿Están indicados los análogos de la GnRh en el tratamiento de la endometriosis?

Los análogos de la GnRh entrarían como una de las posibles alternativas dentro de la segunda línea del tratamiento médico de la endometriosis.

Se mecanismo de acción se basa en la supresión de la esteroidogénesis ovárica, esto conduce a un estado de hipoestrogenismo en la paciente que obliga a asociar terapia add-back: tratamiento complementario con progestágenos solos o en combinación con dosis bajas de estrógenos con el objetivo de prevenir la osteopenia y clínica de sofocos, así como el síndrome genitourinario sin llegar a reducir la eficacia global del tratamiento con los agonistas de la GnRh.

40. ¿Qué papel tiene el DIU liberador de levonorgestrel en el tratamiento de la endometriosis?

Al igual que los análogos de la GnRh, el DIU liberador de levonorgestrel entraría dentro de la segunda línea del tratamiento médico de la endometriosis. En hasta un 60% de los casos se ha descrito atrofia endometrial y amenorrea en las pacientes portadoras del mismo. No inhibe la ovulación por lo que no estaría claro su papel en la disminución del riesgo de endometrioma. Lo que sí se ha descrito es una mejora el dolor crónico asociado a endometriosis, además si la paciente presenta buena respuesta nos aseguraríamos cinco años de tratamiento con un solo DIU. Su uso postoperatorio reduce la recurrencia de los periodos dolorosos en las mujeres que han sido sometidas a cirugía por la endometriosis.

41. ¿Se produce un aumento de la fertilidad tras un periodo de tratamiento con los fármacos previamente mencionados?

Cuando la enfermedad es leve o moderada el tratamiento médico puede controlar con eficacia el dolor, en la gran mayoría de los pacientes, pero no se ha descrito que tenga efecto sobre la fertilidad; la cirugía es al menos tan eficaz como el tratamiento médico para aliviar el dolor (siendo indicada siempre tan sólo en los casos seleccionados) y también puede mejorar la fertilidad. De modo que, desde el punto de vista de la esterilidad, el tratamiento médico de la endometriosis no sólo no ha demostrado ser útil sino que además puede suponer el retraso y alteración de la fertilidad.

42. ¿Después de un tratamiento quirúrgico, existe riesgo de que vuelva la enfermedad?

Sí existe, pudiendo hablar de una tasa de recurrencias del 30% entre los 2-5 primeros años tras el tratamiento quirúrgico.

Se ha descrito que este riesgo es mayor en mujeres jóvenes, que presenta enfermedad severa y con una historia previa de endometriosis con tratamiento médico.

43. ¿El uso de anticonceptivos orales tras la cirugía previene la recaída de la enfermedad?

Las últimas evidencias señalan una reducción de las tasas de recurrencia cuando se emplea tratamiento con anticonceptivos orales, ya sea de forma cíclica o contínua, a largo plazo (mínimo seis meses) de forma posterior a la cirugía.

44. ¿La toma de anticonceptivos puede disminuir el riesgo de cáncer de ovario en las pacientes con endometriosis?

Numerosos estudios epidemiológicos retrospectivos y ensayos prospectivos han demostrado el efecto protector de la toma de anticonceptivos sobre el desarrollo de cáncer de ovario. El más relevante es el metaanálisis de 45 estudios publicado en 2008 en el que se observa una disminución del riesgo de cáncer de ovario, independientemente del diseño del estudio, que aumenta con los años de uso. Por cada 5 años de uso de AHC, el riesgo disminuye en un 20%.

Los estudios demuestran que el efecto protector (entre un 48 y un 31%) disminuye lentamente 10 años después del cese de los anticonceptivos, pero se mantiene durante más de 20 ó 30 años después en función de la duración de uso del método.

El metaanálisis de 2008 confirmó una menor disminución del riesgo de adenocarcinoma mucinoso (12%) frente al resto de tipos histológicos: seroso y endometrioide ($\geq 20\%$).

45. ¿Es la cirugía el tratamiento de primera línea de la endometriosis?

No. Debemos siempre reservar el tratamiento quirúrgico para aquellos casos de pacientes muy sintomáticas, con endometriosis extensas (dolor, obstrucción ureteral, obstrucción intestinal...) o grandes endometriomas y en el caso de las asintomáticas si precisamos una confirmación diagnóstica para descartar malignidad o prevenir complicaciones como podría ser la rotura.

La cirugía de la endometriosis es quizás, una de las cirugías ginecológicas que presentan más grado de complejidad y riesgo de complicaciones. Además no puede asegurarse la erradicación total del dolor ni evitar el riesgo de recaídas con certeza.

No debemos olvidar que objetivo principal del tratamiento de la endometriosis se centra en el control de los síntomas y en evitar las cirugías de repetición.

46. ¿En caso de que el tratamiento es quirúrgico, está indicada la laparoscopia o laparotomía?

El método quirúrgico de elección es la laparoscopia (nivel de evidencia I), ofreciendo ventajas de mejor visualización, menos traumatismo y desecación de tejidos y una recuperación postoperatoria más rápida. Las adherencias y las complicaciones postquirúrgicas también pueden ser menores que las que se producen después de la laparotomía. Es muy importante señalar que los resultados logrados con la laparoscopia son equivalentes o mejores que los observados con la laparotomía.

47. ¿Es beneficioso poner anticonceptivos antes de la cirugía?

No se ha demostrado hasta el momento el beneficio del uso de anticonceptivos previo a la cirugía.

En el caso de pacientes con endometriosis que deban ser intervenidas con el objetivo de la mejora de la fertilidad, como ya hemos señalado, no presentan ningún tipo de ventaja con el tratamiento médico preoperatorio.

Del mismo modo, a rasgos generales, los estudios más recientes apuntan a que el tratamiento médico preoperatorio carece de utilidad demostrada, salvo en las mujeres con enfermedad profunda que afecta al fondo de saco o al tabique rectovaginal, en las cuales se ha descrito que podría mejorar los resultados.

Por otro lado el tratamiento médico prodría incluso a llegar a ocultar las lesiones al cirujano. Se han descrito además peores respuestas y mayor tasa de recidiva postcirugía en pacientes en las que las cirugía ha sido indicada tras el tratamiento médico por fallo del mismo, quizás porque este hecho sea un indicador de la presencia de enfermedad más severa.

48. ¿El tratamiento quirúrgico de la endometriosis mejora la fertilidad?

Como ya hemos introducido previamente, la cirugía sí podría ser la única alternativa conocida hasta el momento que presenta potencial para mejorar, en mayor o menor medida, la fertilidad. En las mujeres que esperan restablecer o preservar la fertilidad y que padecen una endometriosis moderada o grave que distorsiona la anatomía del aparato reproductor, la cirugía es el tratamiento de elección porque el tratamiento médico no puede conseguir sus objetivos. Los objetivos del tratamiento quirúrgico de la endometriosis son restablecer relaciones anatómicas, extirpar o destruir toda la enfermedad visible en la medida de lo posible y evitar o retrasar reaparición de la enfermedad. No obstante siempre hay que tener presente que la cirugía puede dañar la reserva folicular y además no mejora los resultados de las TRA por lo que debemos ser precavidos en su indicación y no plantearla de inicio en ausencia de dolor, hidrosalpinx o grandes endometriomas.

49. BIBLIOGRAFÍA

- PROAGO. Programa Oficial de Actualización Profesional para Ginecólogos y Obstetras de la SEGO. (Pedro Acién Álvarez, Francisco Quereda Seguí ,Hospital Universitario de San Juan, UMH, Alicante).Editorial Panamericana.

-Ana Román Guindo 15 noviembre 2014,4º edición del Máster en cirugía endoscópica ginecológica del Hospital Universitario de la Paz.

-CNGOB Guidelines for the Management of Endometriosis, Nov 2006.

-SulakMisty V. contraception 2008; 77:162-170.

-ILH: Intervalo libre de hormonas P. Obstet & Gynecol 2000;95:261-266.

-Abou- Setta AM Cochrane 2006.

- Use of a levonorgestrel-releasing intrauterine device in the treatment of rectovaginal endometriosis, Luigi Fedele, M.D, Stefano Bianchi, M.D., Giovanni Zanconato, M.D, Antonella Portuese, M.D.Ricciarda Raffaelli, M.D.Fertility and Esterelity, Volume 75, Issue 3, Pages 485–488, 2001.

-Fundamentos de Ginecología (Bajo Arenas JM, Lailla Vicens JM, Xercavins Montosa J)

-Long term adjuvant therapy for the prevention of postoperative endometrioma recurrence: a systematic review and meta-analysis. Vercellini P, DE Matteis S, Somigliana E. Acta Obstet Gynecol Scand 2013

-Long-term cyclic and continuous oral contraceptive therapy and endometrioma recurrence: a randomized controlled trial. Seracchioli R, Mabrouk M, Frasca C. Fertil Steril 2010.

- Beral V, Doll R, Hermon C, Peto R, Reeves G. (Collaborative Group on Epidemiological Studies of

Ovarian Cancer). Ovarian cancer and oral contraceptives: collaborative reanalysis of data from 45 epidemiological studies including 23 257 women with ovarian cancer and 87 303 controls. Lancet 2008; 371: 303–14.

-Documento de consenso de Endometriosis SEGO 2014.

-Protocolo endometriosis SEGO actualizado febrero 2013.

www.ingramcontent.com/pod-product-compliance
Lightning Source LLC
Chambersburg PA
CBHW061236180526
45170CB00003B/1317